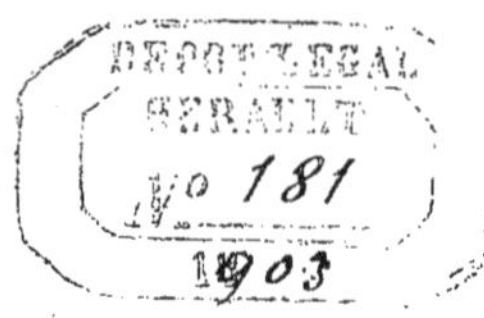

REVUE GÉNÉRALE

DES

Malformations Congénitales

DU CŒUR

A PROPOS D'UN CAS DE

CYANOSE PÉRIPHÉRIQUE (Maladie Bleue)

tardivement reconnue

PAR

GASTON D'ABBADIE DE BARRAU

DOCTEUR EN MÉDECINE

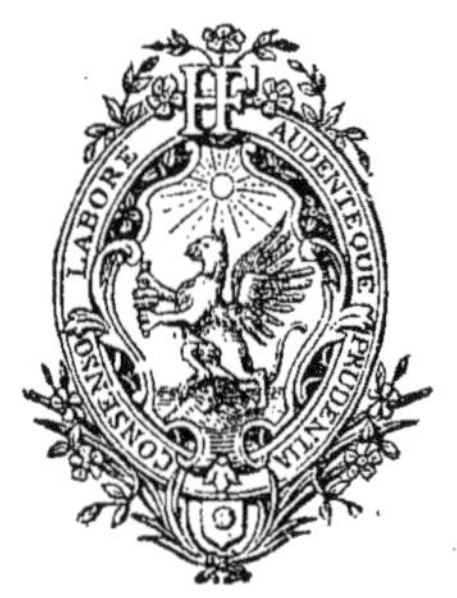

MONTPELLIER

IMPRIMERIE CENTRALE DU MIDI

(HAMELIN FRÈRES)

1903

REVUE GÉNÉRALE

DES

MALFORMATIONS CONGÉNITALES

DU CŒUR

A PROPOS D'UN CAS DE

CYANOSE PÉRIPHÉRIQUE (Maladie Bleue)

tardivement reconnue

REVUE GÉNÉRALE
DES
Malformations Congénitales
DU CŒUR
A PROPOS D'UN CAS DE
CYANOSE PÉRIPHÉRIQUE (Maladie Bleue)
tardivement reconnue

PAR

GASTON D'ABBADIE DE BARRAU
DOCTEUR EN MÉDECINE

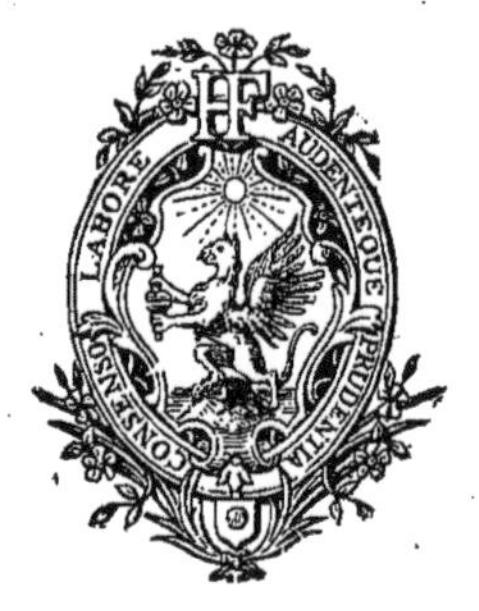

MONTPELLIER
IMPRIMERIE CENTRALE DU MIDI
(HAMELIN FRÈRES)

1903

A LA MÉMOIRE

DE MON PÈRE

DE MA MÈRE

DE MES FRÈRES

A MA CHÈRE FEMME

A MES PARENTS

A MES AMIS

G. D'ABBADIE DE BARRAU.

AVANT-PROPOS

Ayant été à même d'observer dans le service de M. le professeur Baumel un cas de cyanose tardive, il nous a paru intéressant de faire de l'étude de cette affection le sujet de notre thèse.

La cyanose tardive est en effet une affection assez rare, puisque nous n'en connaissons que les quatre observations rapportées par Bard et Curtillet. Ce que nous avons cherché à faire dans cette étude, c'est faire une revue générale et rapide des malformations congénitales du cœur, en insistant particulièrement sur les cas latents où la cyanose ne paraît que tardivement.

Nous prions M. le professeur Baumel, de la Faculté de Montpellier, de vouloir bien agréer l'expression de notre sincère gratitude pour nous avoir donné le sujet de ce travail et nous faire l'honneur d'accepter la présidence de cette thèse.

Nous remercions également M. le professeur Granel d'avoir bien voulu faire partie de notre jury.

Nous sommes aussi très reconnaissant à MM. les professeurs agrégés Brousse et Rauzier, et les prions d'agréer nos respectueux hommages.

Arrivé au terme de nos études, nous tenons à témoigner ici notre reconnaissance à tous nos maîtres qui, par leurs bonnes leçons et leurs encouragements, nous ont puissamment aidé à accomplir ces études.

Nous remercions bien sincèrement M. le docteur Simon Duplay, professeur à la Faculté de médecine de Paris, membre de l'Académie de médecine, chirurgien des hôpitaux, des bons enseignements qu'il nous a donnés durant le temps que nous avons eu l'avantage de passer dans son service comme stagiaire.

Que M. le docteur Barié, médecin des hôpitaux, veuille bien agréer nos remerciements pour ses excellentes leçons, qu'il nous a été permis de suivre dans son service à l'hôpital Tenon, comme bénévole d'abord et ensuite comme stagiaire.

Nous remercions particulièrement M. le docteur Galliard, médecin des hôpitaux, des nombreuses marques de bienveillance ainsi que des conseils éclairés qu'il nous a toujours prodigués pendant les deux ans et demi que nous avons fait partie de ses services successifs des hôpitaux Saint-Antoine et Lariboisière. Qu'il veuille bien croire que nous ne nous considérons nullement comme acquitté envers lui par le faible hommage de reconnaissance que nous lui adressons en ce jour.

Nous prions M. le docteur Walther, professeur agrégé à la Faculté de médecine de Paris, chirurgien des hôpitaux, de vouloir bien agréer l'expression de notre reconnaissance pour la bienveillance qu'il nous a témoigné dans son service à l'hôpital de la Pitié.

M. le docteur Lepage, professeur agrégé à la Faculté de médecine de Paris, accoucheur des hôpitaux, nous permettra de lui adresser nos sincères remerciements pour toutes ses leçons que nous avons si fort appréciées.

Nous remercions M. le docteur Denos de nous avoir si bien accueilli à sa clinique des maladies des voies urinaires, et pour tout ce que nous y avons appris.

Nous offrons l'expression de notre reconnaissance à M. le docteur Forgue, professeur à la Faculté de Montpellier, chirurgien des hôpitaux, et le remercions infiniment des savants enseignements dont nous avons su profiter pendant notre court séjour à Montpellier.

REVUE GÉNÉRALE

DES

MALFORMATIONS CONGÉNITALES

DU CŒUR

A PROPOS D'UN CAS DE

CYANOSE PÉRIPHÉRIQUE (Maladie Bleue)

tardivement reconnue

CHAPITRE I

HISTORIQUE

L'histoire de l'affection qui nous occupe est de date relativement récente. Dans l'antiquité, en effet, où l'anatomie elle-même était peu étudiée, l'embryologie était totalement inconnue. Aussi ne doit-on pas s'étonner que l'on n'ait même pas soupçonné les affections congénitales du cœur. Cependant Galien, qui s'était beaucoup occupé de dissection, avait pu constater chez quelques fœtus une communication entre les oreillettes, et que cette disposition pouvait persister chez l'adulte. Il n'avait jamais trouvé de communication entre les ventricules, mais avait conclu, d'après ses précédentes découvertes, qu'elles devaient exister normalement, et fonda sur cette communication une théorie de la circulation.

Ses idées régnèrent pendant très longtemps sans que l'on osât même les discuter. Mais, au XVIe siècle, Bérenger de Carpi chercha à faire de l'*observation* la base de la médecine et de la *dissection* la base de l'anatomie. Ses études anatomiques montrèrent qu'il n'existe normalement chez l'adulte aucune communication entre les deux cœurs. Son avis fut accepté par tous.

La première autopsie où l'on constate une perforation entraînant l'absence complète du rectum inter-ventriculaire date de 1699. L'enfant atteint de cette lésion succomba dès sa naissance.

A la fin du XVIIIe siècle, Hunter trouve, chez un malade ayant succombé complètement cyanosé, une perforation de la cloison inter-ventriculaire. Le même malade était porteur d'une persistance du trou de Botal, ainsi que d'un rétrécissement de l'artère pulmonaire.

Un peu plus tard, en 1815, Stein rapporte un certain nombre d'observations sur les affections congénitales du cœur. Mais ces observations étaient encore loin d'être claires.

Huit ans après, Louis nous donne une description absolument nette sur la maladie qui nous occupe. Nous citons ses conclusions :

« 1° La communication a lieu de plusieurs façons, mais le plus souvent au moyen du trou de Botal ou de la cloison des ventricules ;

» 2° Elle est congénitale ;

» 3° Elle existe dans plus de la moitié des cas avec un rétrécissement très marqué de l'artère pulmonaire, lequel date de la naissance ;

» 4° Elle est accompagnée de la dilatation d'une ou de plusieurs cavités du cœur, le plus ordinairement de celle du côté droit avec hypertrophie, ce qui est le contraire de ce que l'on observe, en général, dans les maladies du cœur ;

» 5° L'effet de cette communication est un mélange plus ou moins marqué du sang rouge ou du sang noir ;

» 6° Ce mélange a lieu dans tous les cas, à l'entrée du sang dans les cavités communicantes ;

» 7° Il s'opère encore à la sortie des mêmes cavités quand l'orifice par lequel il s'échappe est plus ou moins rétréci ;

» 8° La coloration bleue est rarement complète, on ne l'observe parfois au visage que dans les dernières semaines de l'existence ; parfois elle ne se manifeste à aucune époque de la vie ;

» 9° On doit l'attribuer, comme dans les cas ordinaires des maladies du cœur, à un obstacle à la circulation du sang dans les veines ;

» 10° La communication des cavités du cœur, le mélange du sang, un passage des cavités droites dans les cavités gauches peuvent avoir lieu longtemps avant que la santé paraisse altérée ;

» 11° Les symptômes assignés à cette communication, c'est-à-dire la coloration bleue, la lipothymie et la sensibilité au froid ne sont, en quelque sorte, que l'exagération de ceux que l'on observe ordinairement dans l'anévrisme du cœur, et manquent assez souvent ;

» 12° Le seul symptôme capable d'annoncer d'une manière sûre la communication dont il s'agit, est une suffocation qui revient par accès souvent périodiques et toujours fréquents, accompagnés ou suivis de lipothymie, avec ou sans coloration bleue de tout le corps, et provoqués par les moindres causes ;

» 13° Le mélange du sang noir et du sang rouge, même à un degré considérable, n'est incompatible ni avec une vie prolongée, ni avec le développement des facultés intellectuelles ;

» 14° Il n'a pas d'influence sensible sur la marche des maladies intercurrentes. »

L'étude de l'anatomie pathologique fut faite par Peacock, en 1856, et l'embryologie, ainsi que nous le verrons dans un chapitre ultérieur, fut surtout étudiée par Rokitansky.

A cette époque, on s'était encore peu occupé de l'étude clinique de la maladie. Barth d'abord, puis Roger, furent les premiers qui en donnèrent une bonne description.

Dans une communication de l'Académie de médecine, en 1879, Barth attribue à cette maladie les symptômes suivants :

« 1° Bruissement (plutôt que souffle) d'intensité remarquable, siégeant à la partie moyenne du cœur, commençant à la systole et finissant à la diastole ;

» 2° Frémissement cataire fort étendu, en corrélation directe avec le bruissement ;

» 3° Il n'y a pas de cyanose. »

En 1889, paraît un article intéressant pour nous. C'est l'article de Bard et Curtillet, portant sur la cyanose tardive et auquel nous ferons de fréquents emprunts pour notre travail.

Nous signalerons la thèse de Monnier, parue en 1890, et traitant du rétrécissement congénital de l'artère pulmonaire, accompagné d'autres vices de développement.

Plus tard, en 1893, paraît la thèse de Reiss. Cet auteur s'occupant spécialement de la maladie de Roger, la caractérise par une perforation du septum membraneux variant du diamètre d'une plume d'oie à celui d'une pièce de deux francs, avec oblitération du trou de Botal et du canal artériel ; en même temps qu'une dilatation et une hypertrophie du ventricule qui reçoit la quantité de sang supplémentaire.

Enfin, nous signalerons en dernier lieu l'article de Moussous, dans le traité de Grancher-Comby-Marfan, paru en 1897.

CHAPITRE II

APERÇU EMBRYOLOGIQUE

Pour expliquer l'origine de la maladie qui fait l'objet de notre thèse, il nous paraît utile de donner au début de notre étude quelques brèves notions embryologiques qui nous faciliteront beaucoup dans notre travail.

La première ébauche du cœur se montre chez l'embryon humain du douzième au dix-huitième jour de la vie intra-utérine. Cette ébauche se présente sous la forme de deux blastèmes disposés sur les côtés du pharynx. Ces blastèmes d'abord éloignés se rapprochent l'un de l'autre et finissent par se réunir sous la forme d'un tube placé sur la ligne médiane du corps, en avant du tube digestif. Dans ce tube viennent se jeter, en bas, les veines omphalo-mésentériques ; en haut, l'on trouve l'origine des deux aortes primitives.

Ce tube tend, dès le début, à s'allonger ; mais, comme ces deux extrémités sont fixes, il est obligé de se recourber et ne tarde pas à revêtir la forme d'un *S* italique.

Le tube s'allongeant davantage, ses flexions augmentent. La coudure droite s'infléchit encore plus en bas ; la gauche, en haut et en arrière. Pendant que sa longueur augmente, le calibre du tube se modifie également ; on voit se produire des alternatives de dilatation et de rétrécissements. Le premier étranglement est placé entre l'origine des veines et celle des artères, où elle prend le nom de canal auriculaire. Le second étranglement séparant le bulbe aortique de la région ventriculaire, se nomme le détroit de Haller.

En somme, si nous partons de l'origine des veines omphalo-mésentériques, nous trouvons successivement : 1° l'oreillette ; 2° le canal auriculaire ; 3° le ventricule ; 4° le détroit de Haller ; 5° le bulbe. A droite et à gauche du bulbe se dressent bientôt deux saillies latérales qui sont les ébauches des auricules.

Il n'y a donc au début dans le cœur qu'une seule oreillette et qu'un seul ventricule.

Les cloisons qui se formeront plus tard pour séparer ces cavités ne se manifestent encore à cette époque que sous forme d'étranglements. Ces cloisons se produisent dans l'ordre suivant : d'abord celles du bulbe et du ventricule qui se forment toutes deux à peu près à la même période, puis celle des oreillettes. Le deux premières de ces cloisons seraient complètes vers la fin de la septième semaine (Kölliker).

En haut et en bas on voit apparaître une membrane incurvée qui, de la partie postérieure gauche du bulbe, se dirige en avant et à droite et dont la concavité est dirigée en arrière et à droite.

Pour Kölliker, la cloison interventriculaire serait entièrement formée vers la même période ; pour d'autres auteurs comme Coste, Ecker et Schmidt, seulement une semaine plus tard, et, contrairement à la cloison du bulbe dont nous venons de parler, elle se développe de bas en haut.

Au début, cette cloison revêt la forme d'un croissant dont la corne antérieure atteint le bulbe ; tandis que la postérieure vient séparer les orifices auriculo-ventriculaires droit et gauche. Le bord supérieur de cette cloison présente une échancrure qui persiste probablement toujours et qui, pour Lindes, est destinée à constituer l'origine de l'aorte.

En avant et en arrière du canal auriculaire se forment deux bourrelets auxquels Lindes a donné le nom de lèvres auriculo-ventriculaires. Par suite de cette disposition, l'orifice qui unit l'oreillette au ventricule comprend trois fentes : l'une centrale, plus grande, et les deux autres latérales plus petites. Les parties centrales des deux lèvres de l'orifice central finissent par se réunir pour donner naissance au *cordon commissural.*

La cloison interventriculaire s'élevant de bas en haut, finit par être en contact ave le cordon commissural ; alors son échancrure se trouve en partie oblitérée aussi bien à droite qu'à gauche par deux petits bourgeons qui se trouvent greffés à l'intérieur de chaque orifice auriculo-ventriculaire. L'ouverture restera plus large à gauche où les lèvres ne sont pas en contact avec le bord de l'échancrure. Mais, à droite, elle se trouve fermée en arrière par la lèvre auriculo-ventriculaire postérieure qui se fusionne avec l'échancrure.

Bientôt la lèvre auriculo-ventriculaire adhère aussi avec le bord de l'échancrure dont nous parlons plus haut ; ses adhérences rétrécissent considérablement l'orifice auriculo-ventriculaire. Ce qui fait que le sang ne passe que difficilement d'un ventricule à l'autre. En même temps, on peut apercevoir sur la cloison interventriculaire un bourgeon qui ne tarde pas à devenir une crête, qui vient se souder à la partie inférieure de la cloison du bulbe.

L'aorte et l'artère pulmonaire sont alors complètement séparées et l'orifice interventriculaire se trouve totalement oblitéré. Alors, la cloison interventriculaire est formée de trois parties :

La première, postérieure, nommée par Rokitansky *septum postérieur.*

La seconde, antérieure, recourbée en *S* italique embrassant en arrière l'aorte et en avant l'artère pulmonaire, et que ce même auteur appelle *septum antérieur.*

Enfin la troisième portion, médiane, uniquement formée de tissu conjonctif doublé de l'endocarde, qui est la portion membraneuse.

D'après la plupart des auteurs, ce serait à cette portion membraneuse que seraient dues, en général, les communications anormales reliant les deux ventricules.

Voilà ce que nous avions à dire sur la formation de la cloison interventriculaire.

La cloison interauriculaire prend naissance sur la paroi antérieure de l'oreillette et sur le bord supérieur de la cloison interventriculaire ; de là, il se dirige vers l'embouchure du sinus veineux, sans toutefois y arriver. Lorsque ce sinus a disparu, on voit en bas et en arrière de l'oreillette se former deux petits replis qui seront l'origine : l'un de la valvule d'Eustache, et l'autre celle du trou ovale. Pour Rokitansky, la cloison serait formée tout d'abord par une sorte de grillage enveloppé d'un cadre charnu. Ce cadre se développerait de plus en plus et comblerait toutes les mailles, sauf une seule qui serait le trou de Botal.

Nous avons résumé aussi brièvement que possible la formation des portions du cœur qui nous intéressent au point de vue du sujet qui nous occupe. On verra que ces notions embryologiques étaient indispensables pour bien comprendre cette question.

CHAPITRE III

ÉTIOLOGIE

Au point de vue de l'étude étiologique de l'affection qui nous occupe, nous diviserons les causes de cette affection en causes prédisposantes et causes déterminantes.

1° CAUSES PRÉDISPOSANTES. — a) *Age.* — Il pourra paraître bizarre que nous parlions d'âge en parlant d'une affection qui est congénitale et qui par conséquent existe dès la naissance. Mais si la lésion existe à la naissance, il n'en est pas toujours ainsi des symptômes qui peuvent nous faire soupçonner la maladie. Néanmoins, ces cas tardifs sont assez rares. Outre l'observation que nous publions, Bard et Curtillet en rapportent quatre autres dans la *Revue de médecine,* parue en 1890.

b) *Hérédité.* — L'hérédité a une influence certaine dans l'étiologie de cette maladie, comme le montre le fait rapporté par Gintrac, d'une femme atteinte de rachitisme qui eut cinq enfants qui, tous les cinq, furent atteints d'affections congénitales du cœur.

D'autres cas de cyanose familiale sont rapportés par Eger et Friedberg. Seulement il ne s'agit pas ici d'hérédité directe mais d'hérédité similaire. En effet, les ascendants de ces malades avaient des affections cardiaques acquises et non des affections congénitales.

On a signalé chez la même mère des maladies infectieuses pendant la grossesse, telles que le rhumatisme et la pneumonie. La syphilis a également été signalée dans plusieurs observations. Le rôle de la tuberculose n'est pas encore suffisamment établi.

c) *Sexe.* — D'après Descroizilles, les garçons seraient un peu plus souvent atteints que les filles; mais cette prédisposition ne paraît pas bien démontrée.

2° Causes déterminantes. — Au point de vue des causes déterminantes de l'affection qui nous occupe, trois théories ont été successivement émises. Ce sont :

a) La théorie mécanique de Peacock.

b) La théorie infectieuse de Bouillaud.

c) La théorie de l'arrêt de développement.

a) *Théorie mécanique.* — Cette théorie est la plus simple. Peacock pensait que si, pendant la vie fœtale, la circulation du sang était gênée par une cause quelconque, soit du côté de l'artère pulmonaire soit du côté de l'aorte, le sang était chassé d'un ventricule dans l'autre et alors l'ouverture du septum ventriculaire ne pouvait plus se fermer. Il semble en effet que les rétrécissements de l'artère pulmonaire soient les seuls qui puissent gêner la circulation du fœtus. Mais ces retrécissements ne sont pas très fréquents, surtout avant l'achèvement de la cloison interventriculaire. Cette théorie ne peut d'ailleurs expliquer tous les cas. Aussi d'autres théories furent-elles bientôt émises.

b) *Théorie infectieuse.* — La théorie infectieuse, ou théorie de l'endocardite, est due à Bouillaud. Cet auteur estimait que toutes les affections du cœur, congénitales ou acquises, avaient la même origine. Cette hypothèse est très séduisante, elle concorde bien avec les maladies infectieuses que nous avons signalées chez la mère dans les causes prédisposantes : rhumatisme, pneumonie, etc.

Les examens macroscopiques et microscopiques nous seraient ici d'un précieux secours, mais il n'a été fait jusqu'ici, à notre connaissance, qu'un seul examen microscopique par Cadet de Gassicourt et, malheureusement, cet examen n'a pu être pratiqué que deux mois après la mort du petit malade ; ce qui fait qu'il n'a pas une grande signification. Cadet de Gassicourt n'a observé d'ailleurs que des lésions très minimes, et qu'il n'a pu attribuer qu'au temps qui s'était écoulé entre le moment de la mort et celui de l'examen.

Les lésions macroscopiques constatées ne sont pas non plus très en faveur de la théorie de Bouillaud. Reiss n'en rapporte qu'un seul cas démonstratif ; c'est celui d'un enfant mort à cinq mois, chez lequel on avait observé un souffle systolique dès sa naissance. A l'autopsie, on constate une perforation du septum interventriculaire, auquel adhéraient les valvules de la tricuspide et de la mitrale qui lui étaient adjacentes. Sur ces valvules existaient des perforations qui coïncidaient avec la première. Aussi cet auteur conclut-il ainsi qu'il suit :

1° Si l'on se rapporte aux observations de la maladie de Roger pure, les traces macroscopiques de l'endocardite sont le plus souvent absentes.

2° Dans les cas exceptionnels, les traces de l'endocardite sont des productions tardives, et des anomalies en grand nombre nous montrent qu'il y a eu des perturbations fœtales.

3° Il existe des cas où l'endorcadite fœtale est indéniable, mais les lésions sont alors si complexes qu'il ne s'agit pas de la maladie de Roger.

c) *Théorie de l'arrêt de développement.* — Cette théorie

se fonde sur les expériences de Dareste qui, chauffant inégalement différentes parties d'un œuf de poule, est arrivé à produire chez l'embryon soit des cœurs doubles, soit, plus rarement, des arrêts de développements. Il résulte de ces expériences qu'une cause autre qu'une cause mécanique ou une cause infectieuse, peut produire des lésions telles que celles que nous étudions.

Lannelongue a essayé d'établir quelle était la part du père et celle de la mère dans ces arrêts de développement; il a notamment incriminé le foie. Cette hypothèse est encore appuyée sur d'autres faits. On constate en effet, en même temps que la lésion cardiaque, des arrêts de développement du côté d'autres organes. Nous ne citerons pas en détail tous les cas qui ont été constatés, mais nous citerons entre autres l'observation de Hendley, qui a trouvé une incisive surnuméraire au maxillaire supérieur.

Il nous semble donc que la théorie de l'arrêt de développement est celle qui doit avoir notre préférence, surtout en raison de coexistence fréquente d'autres malformations chez le nouveau-né.

CHAPITRE IV

ANATOMIE PATHOLOGIQUE

ANOMALIES DES CLOISONS. — I. *Cloison interventriculaire.* — On observe rarement l'absence complète de la cloison interventriculaire, et, lorsque ce cas existe, on voit toujours des malformations importantes du cœur. La cloison, lorsqu'elle commence à se constituer, est représentée par une petite crête qui prend naissance aux environs de la pointe. A ce moment, on n'observe qu'un seul ventricule. Si l'on trouve au centre et au sommet de la cloison des perforations, on en déduira qu'il existe des malformations partielles; si ces déformations sont limitées à la base, elles sont figurées par des échancrures. Dans tous les cas, ces lésions macroscopiques dont nous venons de parler établissent qu'il y a communication entre les deux ventricules. Rokitansky a observé exactement au centre du septum une communication interventriculaire.

Le *septum antérieur*, lorsqu'il est mal conformé, est lésé en partie ou en totalité; tandis que, lorsqu'il n'existe pas, on observe à sa place un espace libre assez considérable qui va de ses attaches antérieures jusqu'à la partie membraneuse. Si la partie antérieure du septum est seule atteinte, on voit un petit orifice, le plus souvent de forme arrondie, qui siège soit au niveau de la valvule sigmoïde gauche de l'artère pulmonaire, soit entre la valvule droite et la valvule gauche. Mais, le plus souvent, c'est la partie postérieure qui est lésée; on voit alors une sorte d'échancrure très large, au point qu'elle peut admettre l'extrémité du petit doigt; sa forme est variable, le plus souvent semi-lunaire, plus rarement triangulaire.

Il arrive souvent que la valvule aortique de la mitrale à gauche, la valvule antérieure de la tricuspide à droite, oblitèrent plus ou moins complètement cet orifice. Telles sont les principales lésions qui peuvent porter sur le septum antérieur.

Pour ce qui est du *septum postérieur*, tantôt il n'a pas sa hauteur normale, ou bien on voit une échancrure à son bord supérieur. Il peut exister, avec un arrêt de développement portant sur le septum antérieur, et dans ce cas, naturellement, la communication est très large.

L'opinion la plus répandue est que les perforations siègent d'ordinaire au niveau de la portion membraneuse qui paraît être celle qui offre le moins de résistance. Mais Rokitansky prétend, surtout dans les communications d'origine congénitale, avoir trouvé le plus souvent la portion membraneuse à peu près intacte. Pourtant, de nombreuses observations de Reiss, de Coupland et de Dupré, nous montrent que l'espace membraneux était seul intéressé; il semble donc qu'il n'est pas très souvent respecté.

II. *Cloison interauriculaire.* — Nous parlerons ici en premier lieu de la persistance du trou de Botal. Nous savons qu'il existe au niveau de ce point une valvule qui, pendant la vie fœtale, permet au sang de passer de l'oreillette droite dans l'oreillette gauche, et doit, après la naissance, empêcher toute communication entre les deux oreillettes. C'est ce qui arrive le plus souvent. Lorsque les dimensions de cette valvule lui permettent d'obturer complètement le trou et même de le dépasser, elle empêche le passage du sang alors même qu'elle n'ait pas contracté d'adhérences avec l'anneau de Vieussens, contre lequel elle s'applique. Il en est du moins ainsi à l'époque physiologique, lorsque la pression se contrebalance dans les deux cœurs. Mais si, par suite d'un état pathologique, la pression devient plus forte dans l'oreillette droite que dans l'oreillette gauche, la valvule s'ouvrira si elle est libre et il y aura par conséquent un mélange entre le sang veineux et le sang artériel. C'est avec intention que nous avons un peu insisté sur ce point; nous y trouverons l'explication de la plupart des cas de la cyanose tardive.

Telle est l'anomalie la plus fréquente de la cloison interventriculaire.

Il peut en exister d'autres, comparables à celles que nous avons décrites à propos de la cloison interventriculaire. Exceptionnellement, cette cloison peut faire totalement défaut, il n'existe plus alors qu'une cavité auriculaire qui permet le mélange complet des deux sangs. Le plus souvent, la malformation ne porte que sur une partie de la cloison ; on voit alors un orifice de dimension variable, tantôt en bas, tantôt en arrière. Cet orifice présente sur son bord inférieur un bourrelet membraneux, il est traversé d'avant en arrière, par des brides fibreuses ; parfois il est obturé par une membrane mince perforée. On peut encore signaler comme anomalie la perforation de la valvule du trou de Botal.

Nous avons étudié jusqu'à présent les anomalies portant sur les cloisons du cœur ; nous aurons maintenant à nous occuper des anomalies des troncs artériels et des valvules.

Anomalies des troncs artériels. — On trouve des anomalies très fréquentes du côté de l'artère pulmonaire, portant soit sur l'orifice du vaisseau soit sur son origine à l'intérieur du cœur, soit encore sur le vaisseau lui-même, après sa sortie. Le plus souvent, c'est un rétrécissement qui porte sur l'orifice et il dû à des adhérences entre les valvules sigmoïdes ; souvent, ces dernières sont complètement soudées et forment une sorte de diaphragme, oblitérant presque totalement la lumière du vaisseau et ne présentant en son centre qu'un petit orifice.

Parfois on peut encore distinguer des arêtes qui correspondent aux lignes suivant lesquelles les valvules sont soudées. Le rétrécissement n'est pas toujours aussi complet, et parfois les valvules sont en partie indépendantes.

Plus rarement, le rétrécissement porte sur l'infundibulum; il peut porter sur toute la circonférence ou sur un seul point. S'il siège très bas, l'infundibulum est souvent dilaté au-dessus du rétrécissement; si ce dernier porte sur la partie moyenne, on trouve une dilatation au-dessus et au-dessous, et cette cavité est entourée d'un tissu scléreux.

Dans d'autres cas, on peut voir un infundibulum très court, étroit, un peu aplati et pouvant présenter des rétrécissements partiels, possédant parfois les signes de l'inflammation, mais, le plus souvent, n'en présentant aucune.

Du côté de l'aorte, nous pouvons trouver des lésions semblables, mais ces lésions sont beaucoup plus rares.

Nous devons encore signaler une anomalie importante qui est la transposition des troncs artériels : l'aorte sort du ventricule droit, et l'artère pulmonaire du ventricule gauche.

Enfin un des deux troncs peut manquer, il n'existe alors qu'un seul tronc artériel.

Anomalies des veines. — Ces anomalies sont beaucoup

plus rares que celles des artères et leur étude est encore à l'état d'ébauche. On a signalé l'ouverture de la veine cave supérieure à la fois dans les deux oreillettes; on a vu aussi des veines caves surnuméraires. Les veines pulmonaires ont été signalées dans plusieurs observations comme s'ouvrant dans les veines caves.

ANOMALIES DES VALVULES. — a) *Valvules sigmoïdes.* — Ces anomalies peuvent porter sur leur nombre, leurs dimensions, leur implantation. Rarement on trouve des valvules surnuméraires. Babington en a signalé un cas, mais plus souvent, ces valvules manquent parfois même en totalité.

b) *Valvules auriculo-ventriculaires.* — Ces anomalies sont rarement isolées, le plus souvent, elles accompagnent d'autres anomalies portant soit sur les cloisons, soit sur d'autres valvules.

Nous n'insisterons pas d'ailleurs sur ces lésions, parce qu'elles ont peu de relations avec le sujet qui nous occupe.

MODIFICATIONS DU SANG. — Cette étude assez intéressante date de quelques années seulement. Nous signalerons le rapport de Vaquez à la Société de biologie en 1892, et un autre travail du même auteur, trois ans après, à la même Société.

Voici les conclusions de Moussous que nous reproduisons :

« Dans la cyanose chronique, on note: 1° une hyperglobulie très marquée; 2° une augmentation du diamètre des globules rouges; et aussi une surcharge en hémoglobine, hors de proportion avec le nombre de globules; et aussi une surcharge en fer (Lapique); 4° une augmentation d'alcalinité du sang et une augmentation de sa densité (1070 à 1080).

CHAPITRE V

SYMPTOMATOLOGIE

On comprendra aisément, vu la diversité des lésions que nous avons étudiées dans le chapitre consacré à l'anatomie pathologique, que la symptomatologie de ces lésions n'est pas une. Elle varie en effet suivant que l'on a affaire à des anomalies isolées ou à des anomalies multiples, suivant que telle cloison ou tel orifice est lésé. Nous ne nous appesantirons pas sur les lésions autres que les perforations du trou Botal qui fait l'objet de notre étude ; mais nous sommes obligé d'en parler au moins brièvement afin de nous permettre d'établir le diagnostic de ces affections.

I. — ANOMALIES ISOLÉES

1° *Communication interauriculaire ou persistance du trou de Botal.* — Nous diviserons la symptomatologie de cette affection en symptômes fonctionnels et signes physiques.

a) *Symptômes fonctionnels.* — Ces symptômes ont en somme peu d'importance lorsque l'on considère un nouveau-né; car, à cet âge, le malade ne peut communiquer ce qu'il éprouve. Ce n'est que dans les cas de cyanose tardive que ces symptômes auront quelque importance. L'enfant nous dira qu'il a presque continuellement froid, et ce symptôme se traduira par un abaissement de température appréciable au thermomètre à température locale; fait que nous avons constaté chez notre malade. Il sera en outre facilement essoufflé; surtout lorsqu'il montera un escalier, il aura parfois des palpitations de cœur.

Nous devons ajouter que ces symptômes frapperont d'autant moins le malade que, d'ordinaire, il les éprouve dès sa naissance.

b) Signes physiques. — Si nous examinons méthodiquement le cœur d'un malade atteint d'inocclusion du trou de Botal, nous ne constatons en général rien à la palpation, sauf parfois les signes d'une dilatation légère. L'auscultation ne nous donnera pas toujours des signes très nets; en effet, le systole auriculaire est peu énergique, car on sait que le muscle de l'oreillette est beaucoup moins fort que celui du ventricule. Aussi lorsqu'il existe un souffle, ce qui n'est pas absolument constant d'après les auteurs que nous avons pu consulter, tels que Duroziez et Potain (*Clinique médicale de la Charité*, 1894), nous ne percevrons pas un souffle très énergique, en jet de vapeur, tel qu'on le perçoit souvent dans le cours des affections valvulaires bien compensées. Ce souffle sera un souffle doux, parfois très difficile à entendre, et souvent on pourra croire n'avoir affaire qu'à une simple diminution d'intensité des bruits du cœur.

Nous avons constaté chez notre malade l'existence d'un souffle systolique présentant ces caractères et ayant son maximum vers la base du cœur. Plusieurs auteurs ont d'ailleurs observé des souffles semblables chez leurs malades. Nous citerons Mouls, qui parle d'un souffle présystolique chez un de ses malades qui présenta à l'autopsie une communication inter-auriculaire. Bard et Curtillet signalent également un cas semblable. Voilà tout ce que nous révèle l'examen direct du cœur.

Si nous passons à la périphérie, nous trouvons fréquemment de la cyanose, mais cette cyanose, pour être fréquente, n'est pas absolument constante. Parfois les téguments ont une teinte à peu près normale ; d'autres fois ils sont décolorés et ont une teinte pâle spéciale que notre malade a présentée pendant une certaine période de sa maladie. C'est ce que Jules Simon appelle la *cyanose blanche.* Dans certains cas, la cyanose blanche alterne avec la cyanose vraie. Outre notre malade, nous en voyons plusieurs exemples dans l'article de Bard et Curtillet, portant le titre de *Forme tardive de la maladie bleue.* Il s'agit alors de sujets ayant eu une santé absolument satisfaisante jusqu'à un âge plus ou moins avancé et qui ont vu la cyanose apparaître à l'occasion d'une pneumonie ou d'une affection pulmonaire quelconque, pouvant amener une prédominance de la tension sanguine du côté de l'oreillette droite. Chez notre malade, nous n'avons relevé aucune affection pulmonaire, mais des engelures ont paru précéder la cyanose.

Nous allons maintenant rapidement passer en revue les symptômes des autres lésions cardiaques d'origine congénitales.

2° COMMUNICATION INTERVENTRICULAIRE.— Cette affection, nommée *maladie de Roger,* du nom de l'auteur qui l'a le premier décrite en 1879, dans une communication à l'Académie de médecine, présente les symptômes suivants :

a) *Signes physiques.* — Un souffle ayant son maximum en plein ventricule ; ce souffle est systolique, ce n'est plus le souffle doux, souvent difficile à percevoir, comme dans le cas de communication interauriculaire, mais un souffle rude, à timbre élevé, se propageant parfois en avant, dans tout le thorax, et en arrière dans le dos. Il ne paraît pas se propager dans les vaisseaux et reste semblable à lui-même pendant toute la vie du sujet. A la palpation, on perçoit parfois un frémissement.

b) *Symptômes fonctionnels.* — Ils sont en général nuls, contrairement à ce qui se passe dans la perforation interauriculaire, et Roger n'a jamais observé ni palpitations ni cyanose.

La première autopsie relative à cette affection a été faite par Dupré, qui l'a communiquée à la Société anatomique en 1891.

3° Persistance du canal artériel. — Cette étude est de date assez récente, ne remontant qu'à une trentaine d'années environ. Les premiers auteurs qui ont fait mention de cette maladie sont d'abord : Almagro, puis Duroziez dans sa communication à la Société de biologie (1862).

a) *Signes physiques.* — Dans les observations de Duroziez, nous constatons très rarement l'existence d'un souffle ; en somme, cet auteur n'a pas nettement décrit les signes physiques de l'affection qui nous occupe. Ce n'est que treize ans plus tard que François Frank a indiqué ces signes avec précision, dans une communication au Congrès pour l'avancement des sciences. Cet auteur a signalé un souffle assez rude, qui aurait son maximum en arrière du thorax. Il aurait pour caractéristique de se renforcer avec l'inspiration et de diminuer avec l'expiration. Le pouls présente aussi des modifications dans son rythme. On constate des séries de cinq ou six pulsations fortes alternant, régulièrement, avec un nombre à peu près égal de pulsations faibles. Ces pulsations fortes coïncident avec l'inspiration, les faibles avec l'expiration.

b) *Symptômes fonctionnels.* — On trouve surtout de la dypsnée d'effort. On a observé des crises d'asystolie.

4° Rétrécissement congénital de l'aorte. — a) *Signes physiques.* — Nous n'insisterons pas sur ce paragraphe ; car nous retrouvons ici les signes classiques du rétrécissement aortique acquis : frémissement cataire ; souffle systolique intense au foyer de l'aorte, se propageant vers la clavicule et le long des vaisseaux ; hypertrophie du cœur gauche. Ce rétrécissement est rare. Plus fréquent est le rétrécissement total de l'aorte, on n'a alors que ces symptômes fonctionnels ; parfois une hyperplasie généralisée du système artériel. Si le rétrécissement ne porte que sur l'aorte descendante, il y a une opposition très nette entre le développement considérable des artères du membre supérieur et leur rétrécissement dans le membre inférieur.

b) *Symptômes fonctionnels.* — On observe une chloro-anémie plus ou moins intense ; dyspnée d'effort.

5° Rétrécissement congénital de l'artère pulmonaire. — Ici encore, nous avons les signes classiques du rétrécissement acquis. Souffle systolique, vibrant, à 0,01 centimètre du sternum, dans le deuxième espace intercostal gauche, s'entendant très loin, même dans le dos, mais ne se propageant pas dans les gros vaisseaux du cou. Cette lésion, lorsqu'elle est isolée, entraîne l'hypertrophie des cavités droites.

II. — ANOMALIES ASSOCIÉES

Il est très difficile de donner à ces lésions une description méthodique. On le comprendra sans peine, si l'on pense à la multiplicité des types anatomo-pathologiques qui peuvent se présenter. Pourtant, la question se simplifie un peu, parce que certaines de ces lésions associées sont beaucoup plus communes que les autres. Nous décrirons successivement, comme nous l'avons fait pour les anomalies isolées, les symptômes fonctionnels et les signes physiques.

1° *Symptômes fonctionnels.* — Les symptômes fonctionnels sont à peu près les mêmes que ceux que nous avons décrits lorsque nous nous sommes occupé des anomalies isolées; tout au plus peut-on dire qu'ils sont en général plus intenses. D'ailleurs ces anomalies, lorsqu'elles sont multiples et très marquées, sont incompatibles avec une longue survie. Nous trouvons ici la *dyspnée*, surtout après un effort, mais parfois même au repos ; de la *cyanose*, principalement marquée aux extrémités, aux lèvres, aux organes génitaux ; et quelquefois même généralisée, exagérée par les efforts, les cris, la toux et le froid. Enfin, les affections pulmonaires l'exagèrent aussi. Nous notons aussi des palpitations, du refroidissement des extrémités, alors que la température centrale est normale. Il existe aussi de la céphalalgie, des lourdeurs de tête ; souvent des convulsions ; enfin des troubles trophiques tels que les déformations du squelette et, en particulier, celles de la colonne vertébrale qui ont été également signalées.

3° *Signes physiques.* — Les signes physiques sont forcément différents selon les lésions qui les produisent, et nous ne saurions mieux faire que de citer la description suivante que nous empruntons à Moussous :

« Si, au degré près, les symptômes fonctionnels offrent beaucoup d'analogie d'un cas à l'autre, il ne peut en être de même des résultats fournis par l'exploration du cœur. Voici le résumé des différentes particularités que nous avons trouvées consignées dans les observations publiées : a) Rétrécissement de l'artère pulmonaire avec communication interauriculaire. Matité précordiale transversale étendue, abaissement de la pointe du cœur portée en dehors, souffle systolique superficiel du deuxième espace intercostal gauche, se propageant vers la clavicule avec frémissement cataire. *b*) Rétrécissement de l'artère pulmonaire avec communication interventriculaire : quatre éventualités possibles : 1° deux souffles systoliques distincts avec frémissement cataire : l'un superficiel occupant le deuxième espace intercostal gauche se propageant vers la clavicule ; l'autre plus profond, plus intense, occupant manifestement la partie moyenne du cœur, au niveau du troisième espace intercostal gauche ou de la quatrième côte ; 2° un souffle systolique unique avec frémissement cataire. Ce souffle offre tous les caractères du souffle de rétrécissement de l'artère pulmonaire, son foyer maximum est bien au niveau du deuxième espace intercostal gauche, quelquefois cependant un peu plus bas, à la troisième articulation chondro-costal ; 3° un double souffle systolique de la base, un pulmonaire et un aortique, qui se propage dans les artères du cou ; 4° absence de tout signe stéthoscopique anormal. Les bruits du cœur ont leur rythme et leur timbre habituels.

» De ces éventualités, la troisième et la quatrième sont rares, la première et la deuxième assez fréquentes. Quant aux autres particularités, pas d'augmentation de la matité précordiale ou légère augmentation de la matité transversale, pointe peu abaissée, impulsion précordiale énergique. *c*) Rétrécissement de l'artère pulmonaire avec communication interventriculaire et interauriculaire. Comme dans le cas précédent : *d*). Transposition des troncs artériels ; affaiblissement du premier bruit à la pointe avec exagération des claquements sigmoïdiens de la base ; signes d'hypertrophie des ventricules (Thérémin). *e*) Transposition des troncs artériels avec communication interventriculaire ; zone de matité précordiale étendue ; quelquefois systolique de la base sans propagation précise. *f*) Tronc artériel unique et communication interventriculaire ;

matité précordiale étendue, parfois souffle systolique intense perçu sur la ligne médiane dans la région de la base, se propageant dans les vaisseaux du cou ou double souffle de même siège, l'un systolique, l'autre diastolique. »

Evolution. — On ne peut donner une description systématique de l'évolution de ces affections étant donné leur variabilité. Dans les cas graves, la mort se produit dès la naissance. Les cas tardifs comme celui qui fait l'objet de notre observation paraissent plus favorables. Parfois la mort survient à la suite d'une complication.

CHAPITRE VI

COMPLICATIONS

De toutes les complications qui menacent les sujets atteints de malformations congénitales du cœur, les plus fréquentes et les plus graves sont les complications pulmonaires. On le comprendra aisément, si l'on pense que le parenchyme pulmonaire est souvent mal irrigué, surtout dans les cas de rétrécissement de l'aorte pulmonaire ou de l'aorte et aussi à ce que les cyanotiques se refroidissent très facilement. Aussi trouvera-t-on fréquemment la tuberculose, la broncho-pneumonie, la bronchite chez ces malades. Affections qui seront naturellement beaucoup plus graves chez eux que chez les sujets sains.

Gintrac a trouvé la tuberculose sept fois sur seize cas, Louis, trois fois sur sept; d'autres auteurs l'ont trouvée très fréquemment.

Entre les complications pulmonaires, on cite aussi assez souvent chez les jeunes cyanotiques des convulsions d'autant plus fréquentes et plus graves que l'enfant est plus jeune.

De même que dans les autres affections cardiaques, les hémorragies sont ici très fréquentes ; ces hémorragies se produisent au niveau de la peau (purpura) ou par les muqueuses et en particulier par la muqueuse nasale. Nous citerons un cas de mort à la suite d'une hémorragie gingivale signalé par Bouillard.

Enfin nous avons signalé la fréquence de la dyspnée au cours de ces affections ; aussi la succion sera-t-elle gênée chez le nourrisson. Il s'alimentera par conséquent d'une façon défectueuse ; d'où des troubles gastro-intestinaux fréquents qui pourront aboutir soit rapidement à la mort, comme dans le cas de choléra infantile ; soit plus lentement comme dans e cas d'atrepsie.

Le rachitisme a pu également être une conséquence de ces troubles digestifs.

CHAPITRE VII

DIAGNOSTIC

Le diagnostic de ces affections sera souvent malaisé. Outre que les signes physiques en symptomatologie ne sont pas toujours très nets, ainsi que nous l'avons constaté, on peut parfois omettre d'examiner le cœur lorsqu'on se trouve en présence de symptômes fonctionnels très légers. Les questions que l'on doit se poser devant un malade que l'on soupçonne atteint d'une lésion congénitale du cœur sont les suivantes : 1° Y a-t-il lésion congénitale du cœur ? 2° A quelle variété de lésions a-t-on affaire ?

1° S'il s'agit d'un malade atteint de cyanose ou d'asphyxie des extrémités avec hypertrophie de ces extrémités, on pourrait songer à la maladie de Maurice Raynaud ; mais, dans ce cas, on trouve des troubles trophiques plus nets, on peut constater des douleurs vives; enfin, si on en examine le cœur, on pourra trouver un souffle qui pourra nous indiquer l'origine de la maladie ; puis, le plus souvent, la cyanose remonte à la naissance. Ce qui prouvera bien que nous avons affaire à une affection congénitale.

Dans les cas de cyanose blanche, ou pourrait confondre la maladie avec la chlorose des anémies qui donne, en outre, très fréquemment, des souffles anémiques au niveau du cœur ; mais, dans ce cas, la teinte pâle s'observera sur toute la surface des téguments et même des muqueuses. La température des extrémités ne sera pas abaissée comme dans les affections congénitales du cœur. Enfin, les souffles d'anémie ont des caractères sur lesquels nous n'insisterons pas et qui permettent de les différencier aisément des souffles organiques.

Avons-nous affaire à une lésion organique du cœur, le début de l'affection pourra ne pas nous avoir échappé. La localisation, le timbre et la propagation du souffle pourront nous permettre de faire le diagnostic avec une affection congénitale. Néanmoins, dans les cas de cyanose tardive, nous pourrons avoir quelquefois beaucoup de difficulté pour établir ce diagnostic. Un grand nombre de maladies peuvent encore déterminer de la cyanose ; mais elles présentent des signes propres qui permettent de les distinguer aisément des affections congénitales du cœur. Nous citerons les lésions pulmonaires, telles que l'emphysème, la sclérose pulmonaire, les déformations du thorax ; toutes les affections faciles à diagnostiquer et qui déterminent parfois une cyanose chronique. Il sera encore moins difficile d'arriver à faire le diagnostic de la cyanose passagère qui se montre souvent au cours de la coqueluche, pendant un accès d'asthme, une crise convulsive ou au cours d'une attaque de choléra infantile.

2° Nous avons affaire à une affection congénitale du cœur ! Il nous faut en ce cas établir à quelle variété de lésions nous avons affaire ? Est-ce la maladie de Roger ? Nous aurons alors généralement un souffle systolique assez intense, siégeant en plein ventricule et ne se propageant pas comme le souffle mitral qui se dirige lui vers l'aisselle. Un frottement péricardique pourrait donner le change, mais ce frottement est plus superficiel et n'est pas aussi régulier que le souffle observé dans la maladie de Roger.

Avons-nous affaire à la persistance du canal artériel ; nous avons dans ce cas les souffles très nets que nous avons déjà indiqués : un souffle fort que l'on entend en arrière du thorax, à gauche de la colonne vertébrale, vers la quatrième vertèbre dorsale ; souffle qui se renforce pendant l'inspiration et qui diminue pendant l'expiration. L'aortis chlorotica se traduira rarement par un souffle, mais le plus souvent par les signes d'aplasie artérielle.

Y a-t-il une inocclusiondu trou de Botal ; il sera très difficile à l'affirmer. On pourra entendre un souffle très doux ayant son maximum à la base et on remarquera une cyanose assez légère ; mais on s'apercevra d'une hypertrophie très manifeste du ventricule droit.

A-t-on affaire à des malformations associées ; le diagnostic pourra en ce cas être soupçonné, mais très rarement affirmé. On le soupçonnera lorsque l'on aura plusieurs foyers de souffle, lorsqu'on aura les symptômes fonctionnels intenses et une cyanose précoce et très étendue.

Diagnostic différenciel. — Professeur Baumel, in *Traitement des névroses périphériques* (asphyxie locale des extrémités). — In *Traité de thérapeutique appliquée de A. Robin*, fascicule 15, p. 316.

CHAPITRE VIII

TRAITEMENT

On comprendra sans peine que la thérapeutique sera peu active en présence d'affections telles que les maladies congénitales du cœur. Toute médication spécifique est ici impossible ; on devra donc employer un traitement paliatif. Ce traitement sera: 1° hygiénique; 2° diététique; 3° médicamenteux.

1° *Traitement hygiénique.* — Ce traitement aura pour but d'éviter les complications pulmonaires et gastro-intestinales. On évitera avec soin toute cause de refroidissement, autant que possible le petit malade sera élevé au sein et on veillera avec grand soin sur l'intégrité de ses fonctions digestives. On se souviendra que toute maladie infectieuse pourra lui être fatale et on évitera de le mettre en contact avec des malades atteints de coqueluche, de scarlatine, de rougeole, etc. On le soumettra à un exercice modéré en évitant soigneusement la fatigue. On se rappellera qu'il est prédisposé à la tuberculose et qu'il faudra par conséquent mettre en usage tous les moyens capables de le préserver de cette affection. On pourra recommander aussi, dans le même ordre d'idées, les frictions sèches , le massage, le séjour d'hiver dans les climats chauds tels que les stations du littoral. Le surmenage intellectuel sera évité aussi bien que le surmenage physique;

enfin, à la moindre exacerbation de la maladie, surtout à la moindre menace d'asystolie, on prescrira le repos absolu.

2° *Traitement diététique.* — On prescrira non le régime lacté absolu, mais le lait en grande abondance; on soumettra le malade à une alimentation légère et reconstituante à la fois et aussi peu riche en toxines que possible, comme par exemple des œufs, des purées de légumes, des viandes blanches en petite quantité et autant que possible râpées ou finement hachées.

3° *Traitement médicamenteux.* — On n'aura à employer les médicaments que dans certains cas particuliers. Lorsqu'il y aura tendance aux phénomènes spasmodiques, on emploiera les calmants tels que le bromure et le chloral. Lorsqu'il y aura menace de rupture de compensation ou d'asystolie, on n'hésitera pas à employer les toni-cardiaques : la digitale, la caféine, la spartéine, etc. S'il y a tendance à la syncope on fera des injections hypodermiques d'éther, de caféine, etc. On traitera les complications en se souvenant que leur origine est dans l'appareil cardiaque et que ces malades ont d'ailleurs une tendance très fâcheuse aux affections gangréneuses de la peau. Avec la médication que nous venons d'indiquer, on n'arrivera pas sans doute à guérir radicalement ces malades; mais on parviendra certainement à les soulager et à prolonger leur existence.

CHAPITRE IX

PRONOSTIC

Le pronostic est très variable suivant la nature et l'importance de la lésion à laquelle on a affaire. D'après la plupart des auteurs, les rétrécissements des orifices artériels seraient des plus graves. Dans l'atrésie de l'orifice aortique, le malade n'aurait jamais vécu plus de neuf jours. Pourtant Kussmaul publie deux observations de malades qui ont vécu jusqu'à l'âge de l'adolescence, quoique ayant l'artère pulmonaire complètement oblitérée. La mort survient également très vite lorsqu'il existe un tronc artériel commun.

La communication interauriculaire est, en général, moins défavorable, et certains malades porteurs de cette lésion peuvent atteindre un âge relativement avancé. Enfin la survie dépend aussi beaucoup des conditions hygiéniques, et tel malade qui meurt rapidement, étant obligé de faire un travail pénible, aurait pu survivre aisément si les conditions sociales dans lesquelles il se serait trouvé placé lui avaient permis le repos et une hygiène appropriée.

CHAPITRE X

OBSERVATION

Cyanose tardive

(Cette observation a été recueillie dans le service de M. le professeur Baumel, par M. le docteur Gaillard, chef de clinique.)

B... (E.), neuf ans, né à Béziers, domicilié à Agde.

Enfant naturel, né à terme. Nourri par sa mère pendant un mois, puis par une nourrice (Tarn) chez laquelle il est resté jusqu'à six ans. A cette âge, il est envoyé chez la sœur de sa mère qui le garde pendant un an et demi. Il est dirigé alors à l'orphelinat d'Albi, d'où il n'est sorti qu'il y a un mois pour entrer à l'hôpital. A Albi, le médecin de l'endroit le soigna pour des engelures d'abord et des humeurs ensuite.

Enfant pâle, présentant un aspect généralement cyanosé, mais n'étant nullement amaigri.

Entre à l'hôpital le 15 avril 1903 dans un service de chirurgie, parce qu'il a des plaies aux extrémités, et en particulier aux pieds et à l'oreille droite.

Trois jours après, il est envoyé à la clinique des maladies des enfants avec le diagnostic d'asphyxie locale des extrémités. Ici seulement a été diagnostiqué la maladie bleue congénitale, donnant lieu à la cyanose périphérique avec tous les signes stéthoscopiques cardiaques. M. le professeur Baumel conclut à la persistance du canal artériel.

La maladie aurait débuté au commencement de l'hiver 1902.

On aurait tout d'abord aperçu des lésions qui auraient pu être comparées à des engelures : certaines parties des pieds se tuméfièrent et prirent une coloration violette. L'enfant n'a, à aucun moment, éprouvé de douleurs dans les parties atteintes.

On a remarqué aussi, à la même époque, cette enflure et cette coloration particulière de la peau dans toute la moitié inférieure de la jambe du côté gauche.

On remarque sur les mollets des croûtes jaunes.

Huit jours après, les mêmes lésions apparaissaient du côté des mains, ainsi que du côté des oreilles et du nez: en somme cyanose de toutes les extrémités du corps.

Au moment de son entrée à l'hôpital, on observe une coloration violette des deux pieds, à gauche, desquamation de la face dorsale, ainsi que sur la moitié inférieure de la jambe. On peut également voir une écorchure d'environ la dimension d'un confetti, en voie de cicatrisation, sur la face interne du deuxième orteil. A droite, desquamation et eschare sur la face dorsale du cinquième orteil. Au niveau du pavillon de l'oreille, sur le côté gauche, une petite ulcération en voie de cicatrisation.

Nez violet, avec des squames descendant jusque sur la lèvre supérieure ; fissure dans le sillon naso-labial à droite.

Mains violettes, sans ulcérations. A la pression, la coloration violette disparaît. On constate également une légère atrophie du côté des muscles des membres.

Aux pieds, aux mains, aux oreilles, au nez, on constate un abaissement de la température appréciable au thermomètre à températures locales (environ un degré).

Au moment de la naissance, on n'aurait rien constaté d'anormal.

L'auscultation ne révèle rien du côté du poumon.

Cœur.—Premier bruit bien frappé à la pointe. Souffle rude en arrière du thorax. En plein ventricule et par moment, dédoublement du second bruit. Au niveau de l'artère pulmonaire, souffle très doux, si bien que l'oreille semble ne percevoir que le second bruit. Mêmes signes à l'aorte. Pouls irrégulier.

14 mai. —Ganglions douloureux au niveau de l'aine gauche. Des deux côtés, dans la région inguinale droite et gauche, toute une pléiade ganglionnaire indolore. On constate aussi des ganglions dans le creux de l'aisselle, au niveau du maxillaire inférieur, dans la région carotidienne.

Le ganglion le plus volumineux (grosseur d'un œuf de pigeon) a suppuré et a été incisé.

20. — Température du soir 39°3 ; matin 38. On prescrit des applications locales d'onguent napolitain et on donne un purgatif.

24. — Température 37°. Ganglions en voie de résolution.

25. — Pas de température. Epistaxis.

Traitement : Eau de lactophosphate de chaux à 5 0/0 = 30 grammes.
Sirop de quinquina 30 grammes.
Iodure de potassium.

6 juillet 1903. — Le petit malade est sorti, non encore complètement guéri, mais sa cyanose a presque disparu : les croûtes sont cicatrisées ; les signes cardiaques persistent. Les ganglions de l'aine ont considérablement diminué de volume.

CHAPITRE XI

CONCLUSIONS

1° Les malformations congénitales du cœur sont des lésions reconnaissant rarement pour cause une gêne de la circulation ou une infection, mais le plus souvent un arrêt de développement embryonnaire.

2° Ces malformations peuvent porter soit sur la cloison interauriculaire, soit sur la cloison interventriculaire, sur l'origine des vaisseaux ou sur les orifices valvulaires.

3° Les symptômes apparaissent le plus souvent dès la naissance; mais, dans certains cas rares, ils ne se révèlent qu'à un âge plus ou moins avancé à l'occasion d'une maladie infectieuse ou d'une gêne quelconque apportée à la circulation générale ou à la circulation locale.

5° Le pronostic est variable suivant la lésion, mais est surtout grave en cas de complications.

5° Le traitement sera toujours hygiénique ; les médicaments ne trouveront guère leur indication qu'en cas d'exacerbation ou de complications.

BIBLIOGRAPHIE

BARBILLON. — Trois cas de malformations cardiaques (Progrès médical, Paris, 1886).

BARD et CURTILLET. — Revue de médecine, 1889.

BAUMEL. — Traité Grancher, Comby, Marfan, tome V, page 397, engelures.

— ibidem, tome V, page 404, maladies de Maurice Raynaud.

— Traité de thérapeutique appliquée de A. Robin, fascicule 15, page 316, in Traitement des névroses périphériques (asphyxie locale des extrémités).

BEITRAG. — Zur der defectum des septum ventriculorum codis (Strichers med. Schreib, 1880).

BOUILLAUD. — Communication interventriculaire, rétrécissement de l'artère pulmonaire et de l'aorte, anomalie de ce vaisseau (Bulletin de l'Académie de médecine, 1862-1863).

BOYER. — Communication interventriculaire pure (Acad. de méd., 1879).

BRESCHET. — Plusieurs anomalies, occlusion complète de l'artère pulmonaire, communication interventriculaire (Sur l'ectopie, 1827).

CADET DE GASSICOURT. — Affections congénitales du cœur (Revue mensuelle des maladies de l'enfance 1883, 1890).

CHAPOTOT. — Malformation congénitale du cœur sans cyanose (Lyon médical, 1889).

CHEMINEAU. — Communication interventriculaire congénitale, mort à la naissance (Hist. de l'Acad. royale des sciences, 1699).

CORNIL. — Les anomalies du cœur, leçon professée à la Faculté (Journal des connaissances médicales, 1884).

COUPLAND. — Communication interventriculaire pure (Trans. path., London, 1879).

DECAISNE. — Communication interventriculaire pure (Soc. anat., 1855).

DEIN. — De istis cordios formationibus quæ sanguinem venosum eum arterioso miscerit permittunt. Gœttingue, 1816.

DUMONTPALLIER. — Inocclusion de la cloison interventriculaire et rétrécissement de l'artère pulmonaire (Bul. de la Soc. méd. des hôpitaux de Paris, 1886).

DUPRÉ. — Communication interventriculaire pure (Bull. Soc. anat. 1891.

DUROZIEZ. — Clinique médicale de la Charité.

FALLOT. — Contribution à l'étude de la maladie bleue. Marseille, 1889.

FLEISCHINANN. — Communication interventriculaire; tronc artériel unique, conduit artériel conservé (Meckel Archivs für Phys., 1875).

FOOT. — Congenital defect, in the interventricular septum (Medical Press), London, 1887.

FOURNIER (H. C,). — Étude sur les perforations interventriculaires dans l'endocardite ulcéreuse, Paris, 1884.

GUILLOU. — Contribution à l'étude des malformations du cœur (Thèse de Paris, 1873).

HALE. — Absence de septum interventriculaire (Path, Trans. London, vol. IV, 1852-1853).

HORN. — Communication interventriculaire; rétrécissement congénital de l'artère pulmonaire, abcès cérébraux (Saint-Thomas hospital Report, vol. XI, pp. 5-7).

HUNTER (W.). — Communication interventriculaire. Rétrécissement de l'artère pulmonaire. Cyanose, 1883.

HYBOLD. — Communication interventriculaire; rétrécissement de l'artère pulmonaire (Bull. Soc. anat., 1851).

JOURDIN. — Lésions congénitales de l'artère pulmonaire et de la cloison interventriculaire (Thèse de Paris, 1884).

LAMBERT MUHR. — Ueber einem Fall von defect des gauzen vordern septum ventr. Wur. zb, 1888.

LAVERGNE. — Contribution à l'étude des malformations du cœur (Thèse de Paris, 1886).

LEE. — Malformations of the heart (Lancet 1880).

LEE. — Clinical remarks ou malformation of the heart (London Lancet, 1885).

MONNIER. — Sur le rétrécissement congénital de l'artère pulmonaire, accompagné d'autres vices de développement (Thèse de Paris, 1890.

MOORE. — Congenital disease of the heart (Transact. Path. London, 1884-1885).

MOUSSOUS. — Encyclopédie scientifique des aide-mémoire.

MOUSSOUS. — Traité de Grancher, Comby, Marfan. Art. III, p. 573 (1er édition).

NESTOR TIRARD. — Absence de septum, anomalies des valves des grosses artères, hypertrophie totale (Bull. Soc. anat., Paris 1887).

NEWMAN. — Communication interventriculaire pure (Tram. Path. London, 1879).

ROGER. — Des signes de la perforation interventriculaire (Comptes rendus de l'Acad. des sciences, 1879).

ROKITANSKY. — Die Defecte des Scheidewände das Hergens (Wien, 1875).

SCHARKEY. — Considerations on malformations of the heart (Lancet, 1880).

MARIE SPUVASTIANOFF. — Contribution à l'étude des malformations du cœur (Thèse de Paris, 1873).

VULPIAN. — Communication interventriculaire avec adhérences du péricarde (Bull. Soc. anat., 1861).

WICHMAN. — To tifoide of medfedt Hertfegl-Stenose of conus artériosus og Art. pulm. med. Defert, Sept. Ventriculorum (Hosp. Tid., 1881).

www.ingramcontent.com/pod-product-compliance
Ingram Content Group UK Ltd.
Pitfield, Milton Keynes, MK11 3LW, UK
UKHW012108240726
13965UKWH00004B/1637